LES

EAUX POTABLES

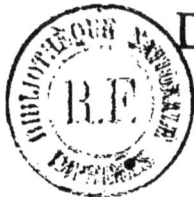

DE COMPIÈGNE

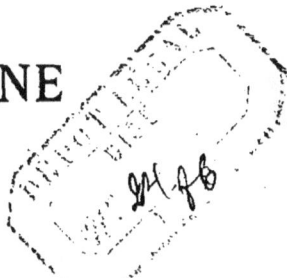

ÉTUDE D'HYGIÈNE PUBLIQUE

PAR

Henri PRIOU

PHARMACIEN

ANCIEN INTERNE DES HÔPITAUX DE PARIS

MEMBRE DU CONSEIL D'HYGIÈNE

VICE-PRÉSIDENT DE LA SOCIÉTÉ DES PHARMACIENS DE L'OISE

COMPIÈGNE

IMPRIMERIE A. MENNECIER & Cⁱᵉ

17, Rue des Petites-Écuries, 17.

—

1886

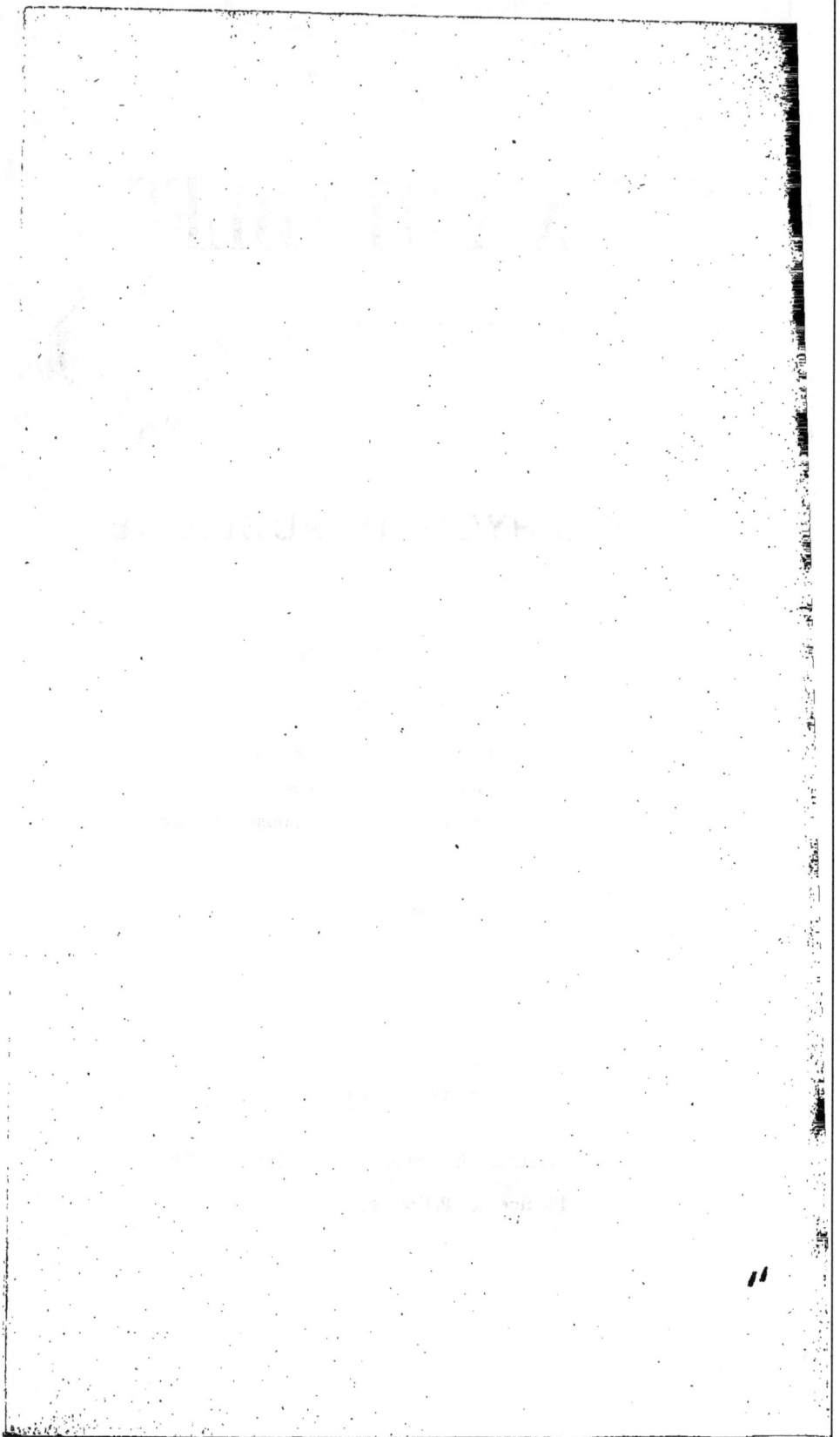

LES
EAUX POTABLES
DE COMPIÈGNE

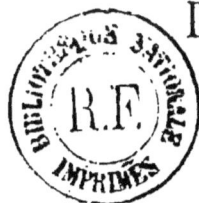

———

ÉTUDE D'HYGIÈNE PUBLIQUE

PAR

HENRI PRIOU

PHARMACIEN

ANCIEN INTERNE DES HÔPITAUX DE PARIS

MEMBRE DU CONSEIL D'HYGIÈNE

VICE-PRÉSIDENT DE LA SOCIÉTÉ DES PHARMACIENS DE L'OISE

———

COMPIÈGNE

IMPRIMERIE A. MENNECIER & Cie

17, Rue des Petites-Écuries, 17.

—

1886

Compiègne. — Imp. A. Mennecier et Cie, 17, rue des Petites-Ecuries.

En présence des nombreuses et importantes recherches qui se font sur l'alimentation des villes en eaux potables, alimentation encore si imparfaite dans la plupart d'entre elles ; en présence de l'intérêt qu'offre cette grave question au point de vue de l'hygiène, il m'a paru utile de publier les recherches que j'ai pu faire sur les eaux potables de la Ville de Compiègne.

Compiègne,   Janvier 1886.

H. PRIOU

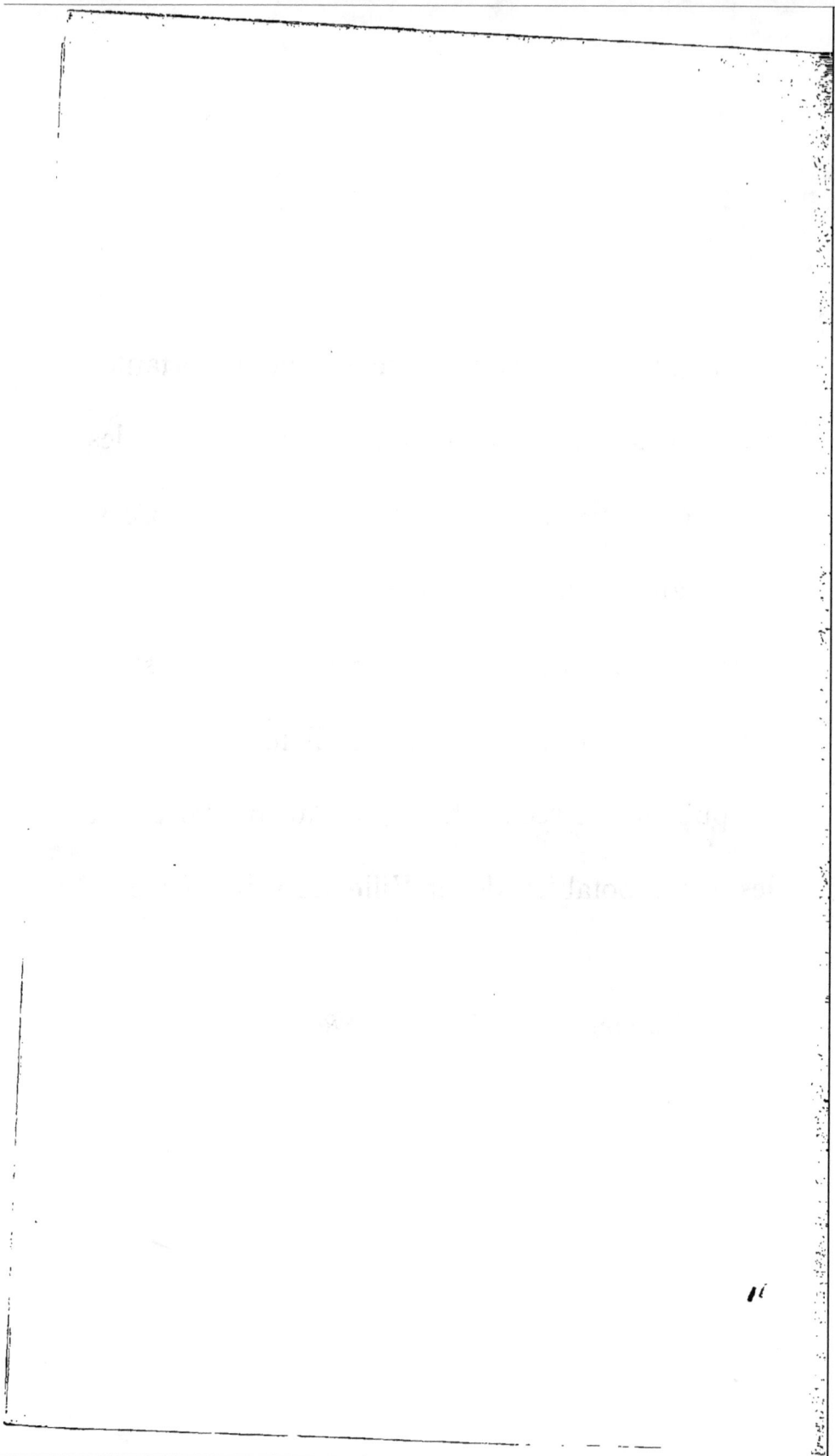

I

CARACTÈRES DES EAUX POTABLES

Avant d'exposer le résultat de nos recherches sur la composition des eaux de la ville de Compiègne, nous allons établir ce que nous entendons par *eau potable* et par *eau insalubre* et sur quelle base nous nous fixons pour établir la valeur d'une eau.

Il ne faut pas croire qu'une eau potable soit de l'eau chimiquement pure. S'il en était ainsi l'eau la plus pure serait de l'eau distillée ; or, elle est fade et pesante à l'estomac. La qualité de l'eau potable n'est donc pas en raison de sa pureté chimique ; il faut qu'elle renferme de l'air et des corps étrangers tels que sels de chaux, magnésie en proportions déterminées.

L'eau potable est limpide, légère, aérée, douce, sans odeur, d'une saveur fraîche, agréable ; elle doit bouillir sans se troubler, sans former de dépôt, cuire les légumes sans les durcir, dissoudre le savon sans former de grumeaux ; elle ne doit occasionner aucune pesanteur, aucun trouble dans les digestions.

Une eau au contraire qui ne contient pas une quantité suffisante d'oxygène, ou qui renferme des matières organiques ou inorganiques en proportion anormale, ou encore qui réagit d'une manière fâcheuse sur l'organisme, est désignée sous le nom d'*eau insalubre*.

Entre les eaux potables et les eaux insalubres viennent se ranger un grand nombre d'eau de qualité inférieure aux premières, mais qui peuvent servir au besoin de boisson, on les appelle alors *eaux non habituellement potables*. Ces eaux, de bonne qualité en apparence, peuvent devenir dangereuses en temps d'épidémie. C'est à cette catégorie qu'appartiennent la plupart des eaux qui servent à l'alimentation.

L'évaluation d'une eau au point de vue de ses usages domestiques n'exige pas la détermination précise de toutes les substances qu'elle tient en dissolution, mais il suffit de la soumettre à certains essais comprenant la détermination du titre hydrotimétrique, des sulfates, des chlorures, de l'oxygène dissous, des matières organiques.

Pour ces dosages, nous avons mis à profit les renseignements contenus dans l'*Annuaire de Montsouris* et dans un travail de M. Pagnoul publié par le bulletin de la *Station agronomique* du Pas-de-Calais.

Trouble. — Toute eau bourbeuse doit être rejetée. Elle contient en général des matières organiques que la filtration ne lui enlève pas. Mais la pureté d'une eau n'est pas toujours en raison de la quantité plus ou moins grande de matières organiques que cette eau contient ; et bien qu'une parfaite limpidité soit en général l'indice d'une bonne eau, ce caractère peut être trompeur.

Titre hydrotimétrique. — L'évaluation de la dureté relative des eaux, c'est-à-dire de la quantité approximative des sels terreux, particulièrement des sels de chaux, suffit dans beaucoup de cas pour renseigner sur leur emploi (cuisson des légumes, lessivage du linge, alimentation des chaudières).

MM. Boutron et Boudet ont fait connaître un procédé d'analyse auquel ils ont donné le nom d'hydrotimétrie. Voici en quelques mots le principe de cette méthode. D'après le docteur Clarke, lorsqu'on verse de la teinture alcoolique de savon dans une eau très pure, chargée de sels terreux, il se produit par l'agitation une mousse persistante ; il ne se forme pas de précipité du moins appréciable.

Au contraire avec les eaux très riches en sels calcaires et magnésiens, la première addition de la teinture de savon donne lieu à un précipité grumeleux, constitué par les sels organiques à base de chaux et de magnésie. C'est seulement en ajoutant une nouvelle quantité de réactif et alors que la chaux et la magnésie ont formé des sels insolubles que la mousse apparaît.

Le degré observé dans l'analyse, représente :

1° Le nombre de décigrammes de savon que cette eau neutralise par litre.

2° La mesure de sa pureté ou la place qu'elle occupe dans l'échelle hydrotimétrique qui a pour point de départ l'eau distillée représentée par 0°. Soit

20° le degré observé, il en résulte que un litre de l'eau essayée neutralise 20 décigrammes ou 2 grammes de savon et que cette eau porte pour numéro d'ordre 20° dans l'échelle hydrotimétrique.

Une eau qui marque de 20 à 30° à l'hydrotimètre est bonne à tous les usages. Entre 30 et 60°, elle est impropre au savonnage, à la cuisson des légumes, etc. Au-delà de 60°, elle est impropre à tous les usages domestiques et industriels.

Il est très important pour certaines industries de connaître le titre hydrotimétrique de l'eau qu'elles emploient.

Les eaux calcaires ne conviennent pas pour l'alimentation des machines à vapeur : elles encroûtent les tuyaux, nécessitent de fréquents nettoyages et peuvent déterminer, après un certain temps, la perte des chaudières.

La fabrication de la bière exige des eaux douces. L'eau de pluie fait une bière d'excellente qualité. A Strasbourg où beaucoup d'eaux de puits marquent de 20 à 30°, les brasseurs ont fait des forages plus profonds pour se procurer des eaux d'un titre hydrotimétrique plus faible.

Pour la tannerie, les eaux les plus douces sont encore les meilleures, elles dissolvent le tannin et pénètrent plus facilement les cuirs ; il en est de même pour la teinture, principalement pour la teinture sur laine et sur coton.

Dans les blanchisseries, le degré hydrotimétrique indique le nombre de kilogrammes de savon employés en pure perte pour un mètre cube d'eau.

Acide sulfurique. — Les eaux contenant de la chaux à l'état de sulfate, sont toujours mauvaises ;

quand la proportion de sulfate de chaux atteint plusieurs décigrammes par litre, elles doivent être écartées de l'alimentation. Ces eaux sont dites *séléniteuses*. Elles ne dissolvent pas le savon ; elles sont impropres à la cuisson des légumes, et de plus sont indigestes. Il paraît démontré qu'elles prédisposent aux affections cancéreuses, scrofuleuses et aux hypertrophies.

Chlore. — L'eau des sources et de la nappe souterraine ne contient que des traces légères de chlorure. Celui que l'on trouve dans les puits, y est donc apporté par les infiltrations des eaux superficielles, des égouts, des fosses d'aisances. Les chlorures ne sont aucunement nuisibles ; mais leur détermination est importante, parce que leur présence, en proportion assez forte, permet de soupçonner des infiltrations d'eaux ménagères ou autres ; et ces infiltrations peuvent être dangereuses en temps d'épidémie.

Le chlore se trouvant dans les eaux à l'état de chlorures et probablement à l'état de chlorure de sodium, c'est le poids de ce sel que nous donnons. Les eaux de puits de Compiègne renferment par litre de 11 à 544 milligrammes de chlorure de sodium. Ce sel atteint 30 milligrames dans l'Oise, tandis que les eaux des sources du Mont Ganelon et des Grands Monts ne titrent que 6 à 8 milligrammes de chlorure.

Oxigène libre. — On est loin d'être d'accord sur le rôle de l'air dissous dans l'eau. On en exagère, croyons-nous, l'importance. Les Chinois n'emploient l'eau qu'après l'avoir fait bouillir ; chez nous les hygiénistes recommandent cette pratique en temps d'épidémie.

Si les eaux aérées sont plus agréables, plus sapides que les eaux privées d'air, c'est à la présence de l'acide carbonique qu'elles le doivent et non aux autres gaz (azote et oxygène) qui sont sans saveur. Le point important c'est de connaître la quantité d'oxygène libre qu'elles renferment. La diminution dans la proportion d'oxygène qui y est dissous nous indique la présence de matières organiques en dissolution ou en suspension, car ces matières sont plus ou moins avides d'oxygène. Les matières organiques, surtout dans une eau stagnante, absorbent cet oxygène en se putréfiant et par le fait d'une combustion lente. Dans une eau courante, les matières organiques sont moins dangereuses parce qu'elles sont plus rapidement brûlées et que l'oxygène peut être plus facilement renouvelé. D'après M. Garnier, une eau qui renferme sa proportion normale d'oxygène dissous est une eau certainement saine et probablement bonne ; toute eau, qui a perdu une partie de la quantité d'oxygène dissous, est une eau *altérée* et toute eau qui est dépourvue d'oxygène par suite de l'altération des matières organiques est une eau *corrompue*.

Les auteurs ne sont pas d'accord sur la quantité d'oxygène que l'eau peut dissoudre normalement ; nous trouvons dans le compte-rendu des travaux de la Société de Pharmacie de Paris pendant l'année 1884, que, en dosant l'oxygène dissous dans les eaux de la Seine, de la Marne et de la Loire, prises aux différents points de leur parcours et dans diverses eaux saturées d'oxygène par agitation prolongée au contact de l'air, M. Petit n'a jamais trouvé un dosage supérieur à 7 centimètres cubes par litre. M. Pagnoul, dans son travail sur les eaux du Pas-de-Calais, donne de 7 à 8 ^{cc}.

Pour nous, nous n'avons jamais trouvé plus de 7 ^{cc}. Les chiffres donnés par MM. Girardin et Boudet, qui vont jusqu'à 10 ^{cc} d'oxygène par litre, seraient trop élevés. Cette différence dans les résultats peut provenir du mode de dosage. Tous les chimistes connaissent l'appareil classique pour le dosage des gaz, qui sont tenus en dissolution dans l'eau. C'est à de légères modifications près, l'appareil à l'aide duquel Priestley recueillait les gaz. Pour cela, un fourneau, un ballon de 2 litres environ, un tube de dégagement, une éprouvette graduée et plusieurs kilogrammes de mercure sont indispensables. La difficulté de transporter à des distances souvent considérables tout ce matériel a fait recourir à d'autres moyens plus pratiques et qui permettent de doser l'oxygène sur place.

En 1872, MM. Schutzemberger et Gérardin ont présenté à l'Académie des Sciences la note suivante : l'hydrosulfite de soude $S^2 O^2$, $Na O$, HO ne diffère du bisulfite de soude que par deux équivalents ou un atome d'oxygène. En présence de l'oxygène libre, il absorbe ce corps instantanément et se change en bisulfite

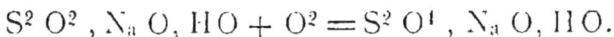

$$S^2 O^2 , Na O, HO + O^2 = S^2 O^4 , Na O, HO.$$

D'un autre côté, il existe des matières colorantes, telles que le bleu d'aniline soluble de M. Coupier, qui sont instantanément décolorées par l'hydrosulfite de soude et qui résistent à l'action du bi-sulfite.

Cela posé, si à un volume déterminé d'eau (1 litre par exemple) bien purgé d'air et légèrement teinté au moyen du bleu Coupier, on ajoute, en évitant l'accès de l'air, de l'hydrosulfite de soude étendu, on observe que quelques gouttes suffisent pour amener la décoloration. Si au contraire l'eau est aérée, la décoloration ne se produit que lorsqu'on a ajouté assez d'hydrosulfite pour absorber l'oxygène dissous.

Le volume du réactif nécessaire est proportionnel à la quantité d'oxygène dissous dans l'eau, et il suffit pour rendre le procédé sensible d'employer un hydrosulfite assez étendu pour que 10 centimètres cubes par exemple, correspondent à un centimètre cube d'oxygène.

Si le réactif était susceptible de se conserver, il ne resterait plus qu'à déterminer une fois pour toutes et directement le volume d'oxygène que peut absorber un volume connu de la liqueur.

Mais en raison même de la grande facilité avec laquelle il s'altère à l'air, il est nécessaire de titrer la liqueur au moment de s'en servir.

On y arrive facilement au moyen d'une solution ammoniacale de sulfate de cuivre ; l'hydrosulfite décolore cette solution en ramenant l'oxyde cuivrique à l'état d'oxyde cuivreux. Le sulfite et le bi-sulfite sont sans action tant qu'il reste un excès d'ammoniaque.

Cette méthode est intéressante sans doute au point de vue théorique, mais en pratique elle offre des inconvénients. Le peu de stabilité du réactif, l'impossibilité d'opérer complètement à l'abri de l'air, la difficulté d'observer le changement de teinte, sont autant de causes d'erreur que nous ne retrou-

verons pas dans le procédé qui nous a servi à effec-
tuer tous nos dosages d'oxygène.

Ce procédé est décrit dans l'*Annuaire de Montsouris* pour 1884. L'appareil employé est une pipette
à deux robinets, inférieur et supérieur. Le robinet
supérieur est surmonté d'une capsule cylindrique de
6 à 8 centimètres cubes de capacité. On remplit
d'eau la pipette en aspirant par la partie supérieure
et on peut ainsi déterminer soit par pesée soit par
une mesure de volume la capacité comprise entre
les deux robinets. Pour notre appareil cette capacité
est de 88 centimètres cubes. Les réactifs nécessaires
sont : de la potasse au dixième, de l'acide sulfurique
au demi, une dissolution de permanganate de potasse. (L'équivalent du permanganate de potasse
étant 155, on en dissout 1 gr. 55 dans un ballon de
un litre et on complète le volume ; cette dissolution
se conserve assez bien dans l'obscurité. Pour avoir
la dissolution servant aux essais, on introduit 200^{cc}
de la première dans un autre ballon de un litre et
on complète encore le volume avec de l'eau distillée) et enfin une dissolution de sulfate de fer ammoniacal à 30 gr. environ par litre acidulée avec 10 centimètres cubes d'acide sulfurique ; cette dissolution
ne s'altère pas.

On introduit dans un vase à fond plat 88 centimètres cubes de l'eau à essayer avec quelques grammes d'acide sulfurique dilué et 4 centimètres cubes
de sulfate de fer exactement mesurés ; on place le
vase sur un fond blanc au-dessous d'une burette à
robinet de 50 centimètres cubes, divisée en dixièmes
et contenant la dissolution manganique qu'on fait
écouler rapidement jusqu'à persistance de colora-

tion rouge. Il faudra par exemple pour cela 33 centimètres cubes. Il est nécessaire de faire ce premier essai avec l'eau elle-même ; car si elle contient des quantités sensibles de matières organiques ou autres matières réductrices pouvant agir à froid sur le manganate, leur action s'ajoute à celle du sulfate de fer ; si même les matières organiques sont abondantes, la coloration ne persiste pas ; la fin de l'opération est difficile à saisir ; il faut verser assez vite le permanganate de potasse et s'arrêter à une nuance un peu fugitive qui devra encore marquer la fin de l'opération suivante. Cette petite difficulté n'existe, du reste, que pour les eaux assez fortement chargées de matières organiques et ces eaux généralement ne sont plus oxygénées.

On aspire alors l'eau à essayer de manière à remplir la pipette que l'on fixe ensuite au support, on plonge l'extrémité inférieure de la pipette dans un petit vase contenant de l'acide sulfurique au demi et on verse dans la capsule supérieure 2 centimètres cubes environ de potasse ; le robinet inférieur étant ouvert, on ouvre doucement le robinet supérieur pour introduire toute la potasse, en ayant soin de ne pas laisser rentrer l'air : on essuie l'intérieur de la capsule avec une petite tige de fer entourée d'un papier filtré, puis on y introduit exactement 4 centimètres cubes de la dissolution de fer ; on ouvre doucement le robinet supérieur jusqu'à ce que tout soit introduit et on laisse en contact 5 à 10 minutes, temps suffisant pour que le protoxyde de fer précipité par la potasse s'empare de la totalité de l'oxygène dissous. On introduit enfin dans la capsule supérieure quelques centimètres cubes d'acide au demi ; on ferme le robinet inférieur, on ouvre l'autre ; on voit l'acide descendre et au bout de cinq minutes l'oxyde de fer est dissous de nouveau et l'eau est redevenue limpide. On la reçoit alors dans le vase à fond plat que l'on place ensuite sous la burette au manganate et on y fait écouler ce réactif jusqu'à la reproduction de la teinte rose obtenue tout à l'heure. Supposons que l'on ait versé ainsi 26 centimètres cubes ; on pourra en conclure que le sel de fer, pour se suroxyder, a pris à l'eau la quantité d'oxygène équivalente à 7 centimètres cubes de manganate. Or, l'action du permanganate sur le sulfate de fer est représentée par la formule

$$10 \, FeO,SO^3 + 8 \, SO^3 + KO, Mn \, {}^2O^7 = 5 \, Fe \, {}^2O^3 , 3 \, SO^3 + KO,SO^3 + 2 \, MnO, SO^3$$

L'équivalent de permanganate cède donc au sel de fer cinq équivalents ou 40 d'oxygène ; l'oxygène cédé par 1/500 d'équivalent ou par un litre de la dissolution manganique est donc en grammes 0,08 ; et l'oxygène cédé par un centimètre cube est en milligrammes 0,08.

L'oxygène libre enlevé par le fer, c'est-à-dire contenu dans l'eau essayée, sera donc en milligrammes 0,08 × 7. La capacité de la pipette étant 88 et 6 centimètres cubes d'eau étant enlevés pendant l'opération, le volume de l'eau essayée est de 82, on aura donc pour ramener au litre :

$$0,08 \times 7 \times \frac{1000}{82} = 7 \times \frac{8}{8,2}$$

Il suffira donc, avec la pipette dont nous nous servons, de multiplier par le coefficient $\frac{8}{8,2}$ la différence des deux volumes de manganate versés, pour

2

avoir en milligrammes l'oxygène dissous dans un litre de l'eau essayée.

Matières organiques. — Une eau potable doit être exempte le plus possible de matières organiques. Cette matière varie beaucoup dans sa nature et ses effets, et c'est par la qualité bien plus que par la quantité qu'elle peut devenir dangereuse.

On doit rejeter de l'alimentation toute eau contenant des matières organiques animales ou végétales, surtout si elles ont pour origine les déjections de l'homme ou des animaux et des résidus d'établissements insalubres. Les puits donnent généralement des eaux peu propres à l'alimentation. Ayant détrempé le sol dans une grande étendue, elles sont toujours très chargées de sels calcaires, qui les rendent crues ou séléniteuses ; mais de plus elles reçoivent souvent des substances animales ou végétales en décomposition provenant d'égouts ou de fosses d'aisances. Dans plusieurs puits, nous avons constaté la présence de l'urée, signe qui caractérise les infiltrations de fosses d'aisances.

Les rivières, réceptacles naturels de toutes les eaux qui s'épanchent sur la surface de la terre, contiennent toujours des matières organiques solubles qui varient, quant à la nature et à la quantité, suivant les industries placées sur leurs rives et l'importance des villes qu'elles traversent. C'est ainsi qu'à l'analyse nous trouvons dans l'Oise un chiffre plus élevé de matières organiques azotées en aval qu'en amont de la ville. Ce résultat s'explique de lui-même et nous connaissons l'origine de ces matières, puisque la rivière est le réceptacle des eaux employées aux usages domestiques et industriels.

De ce qui précède, il résulte que les eaux ne doivent pas être classées au point de vue de leur salubrité, d'après la proportion de matières organiques totales qu'elles renferment, mais d'après celle de l'azote albuminoïde et ammoniacal, si l'on veut se faire une idée précise de la pollution que l'eau a subie.

Les divers procédés de dosage de la matière organique dans les eaux sont basés sur l'oxydation de ces matières par le permanganate de potasse en solution acide ou alcaline. Mais en suivant ces procédés on obtient des nombres absolument différents.

Les uns font réagir le permanganate sur l'eau chauffée à 70° et maintenue une demi-heure à cette température. Kubel fait bouillir cinq minutes le liquide acidulé par l'acide sulfurique. A l'observatoire de Montsouris, M. Albert Levy rend le liquide alcalin au moyen du bi-carbonate de soude et maintient l'ébullition pendant dix minutes.

M. Bachmeyer conseille de faire bouillir une demi-heure. MM. Wanklyn et Chapmann proposent de rendre l'eau fortement alcaline et de chauffer à l'ébullition de manière à chasser les 9/10 de l'eau sur laquelle agit le permanganate.

M. A. Petit emploie une liqueur contenant 0,633 de permanganate par litre, acidulée avec dix grammes d'acide sulfurique.

Au Congrès pharmaceutique international de Bruxelles, les divers orateurs qui ont traité la question ont insisté sur la nécessité d'unifier les méthodes et d'exprimer les résultats obtenus par des chiffres toujours comparables entre eux. Les matières organiques devront être dosées par l'ébulition pendant 5 minutes, de 100 centimètres cubes de l'eau à examiner, auxquels on ajoutera 5 centimètres cubes d'acide sulfurique étendu de trois parties d'eau et une solution contenant o gr. 32 de permanganate de potasse par litre. Les résultats seront exprimés en acide oxalique.

Dans nos expériences personnelles, nous avons employé une solution contenant o gr. 50 de permanganate de potasse très pure par litre. Nous mettons dans un matras 100 centimètres cubes de l'eau à essayer acidulée avec 2 gouttes d'acide sulfurique. Nous chauffons à l'ébullition pendant 10 minutes en versant goutte à goutte la liqueur normale à l'aide d'un compte-gouttes de précision, donnant par goutte un vingtième de centimètre cube. La fin de la réaction est indiquée par la coloration rose que prend le liquide. Le nombre de gouttes employées divisé par quatre donne le nombre de miligrammes de permanganate de potasse employés à l'oxydation des matières organiques contenues dans un litre d'eau à essayer.

Ce mode opératoire n'indique pas la nature et la proportion exacte des matières organiques dissoutes dans les eaux ; mais lorsqu'il s'agit de comparer la qualité de certaines eaux au point de vue de leur saturation en matières organiques, cette méthode fournit des résultats approximatifs que le chimiste ne doit pas dédaigner.

C'est ainsi que l'on trouve que l'eau des puits de Compiègne décompose de 3 à 22 milligrammes de permanganate de potasse, que les eaux de l'Oise en amont de la Ville décomposent 8 milligrammes de permanganate et les eaux prises en aval 11 milligrammes ; tandis que les eaux des sources des Grands Monts et du Mont Ganelon n'en décomposent que 1 ou 2 milligrammes.

Outre la variété des procédés d'essai, chacun des expérimentateurs adopte un mode particulier d'inter-préter le phénomène, ce qui fait naître une apparente discordance entre les résultats.

Notre unité est le milligramme de permanganate de potasse absorbé par la matière organique d'un litre d'eau. D'autres chimistes expriment leurs nombres en milligrammes d'acide oxalique, ce qui se fait très pratiquement en multipliant par 2 le poids du permanganate de potasse détruit.

MM. Kubel et Wood ont établi qu'une partie de permanganate correspond à 5 parties de matières organiques. A l'observatoire de Montsouris, l'unité adoptée est le milligramme d'oxygène qui représente environ le quart du permanganate.

On a donc en rapportant les nombres à l'oxygène pris pour unité :

Oxygène   1
Permanganate de potasse.   4
Matières organiques en acide oxalique. . . .   8
Matières organiques d'après Kubel et Wood.   20

On voit donc que selon le mode d'interprétation adopté, les matières organiques, dans l'analyse d'une même eau, peuvent varier dans la proportion de 1 à 20 ; aussi sommes-nous de l'avis de M. A. Petit et du Congrès international de Bruxelles qui réclament l'adoption d'un modus faciendi uniforme et une même interprétation des résultats.

Azote organique et ammoniacal. — Le dosage des matières organiques ne fait pas connaître suffisamment le degré de corruption d'une eau. Il faut encore déterminer la proportion d'azote organique et ammoniacal.

Ce sont surtout les matières azotées qui augmentent l'insalubrité des eaux et qui peuvent contenir des germes de maladies contagieuses, et le classement établi par le dosage de la matière organique n'est plus en rapport avec celui que donne l'azote ammoniacal et organique. En voici quelques exemples :

	Matières organiques	Azote organique et ammoniacal
Puits rue de Lorraine............	9^{mm}4	1^{mm}18
Puits rue Saint-Corneille..........	9 2	0 43
Oise en amont de la ville (juillet 85).	10 8	0 28
Oise en aval de la ville (juillet 85)..	11 5	0 58

Nous avons suivi le procédé de dosage décrit dans un travail de M. Pagnoul sur les eaux du Pas-de-Calais.

Le réactif de Nessler est employé comme moyen de dosage, en ayant recours à une distillation avec une solution très alcaline de permanganate de potasse et à une dissolution titrée de chlorhydrate d'ammoniaque.

Ce procédé a l'avantage d'être très simple et d'une extrême sensibilité, puisqu'il permet, en n'opérant que sur 50 centimètres cubes d'eau, de déceler des fractions de milligrammes d'azote contenues dans un litre. Mais il ne transforme pas en ammoniaque la totalité de l'azote organique, on n'en obtiendrait que les 70 ou 80 centièmes, d'après l'*Annuaire de Montsouris*. Néanmoins, les résultats auxquels il conduit ont une signification suffisamment précise au point de vue de la qualité des eaux, en ne tenant compte que de leur valeur relative.

Micro-organismes de l'eau. — L'examen microscopique est un bon auxiliaire pour établir l'état de pureté ou d'altération d'une eau.

Il y a dans les eaux tout un monde microscopique qui varie suivant leur qualité : tandis que nous trouvons dans les eaux potables des matières vivantes telles que diatomées, desmidiées, infusoires ; nous voyons dans les eaux corrompues que les algues disparaissent en même temps que l'oxygène et nous les voyons remplacées par des mycélium et des spores de champignons, des anguillules, des bactéries.

Tous ces renseignements ont leur importance, mais nous sommes loin de penser comme M. Neuville, dans sa thèse sur les eaux de Paris. « N'est-il pas intéressant de pouvoir se dire après une simple inspection microscopique : voici une eau excellente, celle-là est moins bonne, celle-là est mauvaise. » Non, le moment n'est pas encore venu de rejeter l'analyse chimique ; elle est encore le plus simple et le meilleur moyen d'investigation. L'analyse chimique doit donc continuer à servir de base aux recherches des conditions sanitaires de l'eau alimentaire. C'est la conclusion adoptée au Congrès pharmaceutique de Bruxelles.

Mais, comme nous avons soumis à l'examen microscopique la plupart des eaux étudiées dans ce travail, nous avons réuni dans deux dessins d'ensemble, les micro-organismes qui se rencontrent le plus fréquemment dans les eaux potables pures et contaminées.

Quant aux procédés de culture étudiés par M. le docteur Miquel à l'observatoire de Montsouris, et présenté par M. Proust, à l'Académie de Médecine, nous ne les avons pas mis en pratique. Les méthodes microbiennes, bien qu'à la mode, ne nous paraissent pas infaillibles.

D'après les recherches de M. Miquel, l'eau de la Seine donne en moyenne 1.200 microbes par centimètres cubes, et, si l'on attend 24 heures, les résultats sont tout différents ; les microbes pullulent et le nombre précédent n'est plus reconnaissable. Même dans les eaux de source, on trouve des germes de bactéries.

Ces résultats sont tellement épouvantables qu'on finirait par ne plus boire d'eau ; mais les microbes pullulent aussi dans l'air, dans les boissons fermentées, dans les aliments. Fort heureusement, ces animalcules sont plus effrayants par leur nombre que par leur nocuité.

D'après cet exposé, on peut se rendre compte des éléments qui nous servent à établir la valeur d'une eau alimentaire. Résumons-nous en quelques lignes :

Une eau potable doit présenter les caractères suivants : 1° Elle doit être limpide, incolore, sans odeur, d'une saveur agréable, fraîche ; sa température ne doit pas dépasser 15° et les variations doivent être peu sensibles.

2° **Titre hydrotimétrique.** — Une eau, qui marque de 20 à 30° à l'hydrotimètre, est bonne à tous les usages ; entre 30 et 60°, elle est impropre au savonnage et à la cuisson des légumes ; au delà de 60°, elle est impropre à tous les usages.

Ce titre représente la proportion des matières minérales dissoutes dans un litre d'eau et le nombre de kilogrammes de savon que cette eau neutralise par mètre cube.

3° **Acide sulfurique**. — A l'état de sulfate de chaux, quand la proportion atteint plusieurs décigrammes par litre, l'eau est dite séléniteuse et doit être rejetée de la consommation.

4° **Chlore.** — Exprimé en chlorure de sodium, l'eau pure ne contient que des traces de chlorure ; une certaine proportion permet de soupçonner des infiltrations d'égouts, de fosses d'aisances, etc.

5° **Oxygène libre.** — Une eau potable, de bonne qualité, doit contenir de 6 à 7 centimètres cubes d'oxygène dissous par litre : une quantité plus faible indique la présence des matières organiques qui absorbent cet oxygène en se putréfiant.

6° **Matières organiques**. — Une eau potable, de bonne qualité, ne doit pas titrer plus de 3 à 4 milligrammes de matières organiques. Nous avons adopté comme unité le milligramme de permanganate de potasse.

7° **Azote ammoniacal et organique**. — Les matières azotées sont les plus nuisibles, et la proportion d'azote ne doit pas dépasser une fraction de milligrammes par litre.

8° **Examen microscopique.** — Dans les eaux potables, de bonne qualité, on trouve des algues telles que des diatomées, des desmidiées, quelques infusoires. Dans les eaux de mauvaise qualité, l'on voit des mycélium de champignons, des anguillules, des bactéries.

Les exemples suivants établissent bien la différence entre une eau potable de bonne qualité et une eau contaminée par des infiltrations.

	BONNE	PASSABLE	MAUVAISE
	Sources des Grands Monts	Oise	Puits rue des Gournaux
Titre hydrotimétrique.........	22°	19°	45°
Sulfate de chaux.............	36	26	224
Chlorure de sodium..........	6	24	131
Oxygène	6°°5	6°°3	3°°6
Matières organiques	2.2	8.7	12.5
Azote organique et ammoniacal.	0.08	0.35	3.5

Ces chiffres, sauf ceux du titre hydrotimétrique et de l'oxygène, représentent des milligrammes. Le chlore et l'acide sulfurique sont exprimés en chlorure de sodium et sulfate de chaux ; les matières organiques en permanganate de potasse.

Tous les résultats consignés dans ce travail sont évalués de la même manière.

II

PUITS DE LA VILLE DE COMPIÈGNE

Nous donnons, dans le tableau suivant, les résultats des analyses de 24 échantillons d'eau de puits, situés en différents points de la ville, dont 12 dans la ville et 12 dans les faubourgs.

	VILLE	Titre hydrotimétrique.	Sulfate de chaux.	Chlorure de sodium.	Oxygène.	Matières organiques.	Azote organique et ammoniacal.
1	Rue des Anges..........	44°	217	77	5cc2	5m9	0m33
2	Rue Biscuit............	58	210	84	4.2	8.7	0.48
3	Rue de la Corne-de-Cerf.	48	320	87	6.	5.4	0.24
4	Rue des Gournaux......	45	224	131	3.6	12.5	3 50
5	Place de l'Hôtel-de-Villes.	49	210	11	4.8	7.2	0.62
6	Rue Magenta...........	44	176	65	5.2	6.5	0.30
7	Rue de Pierrefonds......	38	136	43	4.7	6.	0.32
8	Rue Saint-Corneille......	50	260	102	4.2	9.2	0.43
9	Rue Solferino..........	81	544	394	3.	17.5	0 56
10	Rue des Trois-Barbaux..	45	204	98	2.5	3.5	0.70
11	Rue d'Ardoise	43	368	131	2.7	5.	0.71
12	Boulevard du Cours.....	45	340	58	4.3	5.2	0.27
	Composition moyenne..	49°	267	106	4cc2	7m8	0m70

	FAUBOURGS	Titre hydrotimétrique.	Sulfate de chaux.	Chlorure de sodium.	Oxygène.	Matières organiques.	Azote organique et ammoniacal.
13	Rue Saint-Germain......	32°	98	49	4cc6	10m2	0m63
14	Rue de Lorraine........	36	108	65	4.2	9.4	1.18
15	Rue des Sablons........	25	107	29	6.7	2.1	0 26
16	Rue Saint-Accroupy.....	38	98	35	5.7	4.5	0.27
17	Rue Fosse-Moyenne.....	25	88	38	6.2	7.2	0.45
18	Rue Hurtebise..........	39	163	37	5.7	4.5	0.35
19	Rue de l'Estascade......	36	168	46	3.6	17.4	1.40
20	Carrefour Napoléon......	20	34	23	1.	22.	1.07
21	Rue de la Justice.......	22	26	25	4.2	3.7	0.38
22	Rue de la Porte-Chapelle.	23	23	81	5.9	3.	0.47
23	Royallieu..............	25	34	102	6.6	2.9	0.69
24	Margny	27	21	87	4.3	3.2	0.42
	Composition moyenne..	28°	80	51	4cc8	7m5	0m63

En comparant les moyennes, on voit que le degré hydrotimétrique des puits de la ville est plus élevé que celui des faubourgs, mais le degré d'altération est tout aussi élevé, c'est-à-dire que les proportions de matières organiques et d'azote ammoniacal et organique sont les mêmes.

Les moyennes générales sont celles d'une eau de mauvaise qualité.

Degré hydrotimétrique...........   38°
Sulfate de chaux....   173
Chlorure de sodium.....   78
Oxygène.......................   4cc5
Matières organiques.............   7.6
Azote organique et ammoniacal....   0.66

La plupart des puits de la ville reçoivent par infiltrations les eaux d'égouts et de fosses non étanches ; donc, outre les inconvénients d'ordre économique, puisqu'elles sont impropres au savonnage et à la cuisson des légumes, elles présentent d'autres inconvénients beaucoup plus graves au point de vue de l'hygiène.

A l'exception de quelques puits qui donnent de l'eau potable de bonne qualité (puits n° 15, rue des Sablons, puits n° 21, rue de la Justice), tous les puits de Compiègne doivent être considérés comme suspects, et *un certain nombre sont fortement contaminés*.

Près de l'usine à gaz, nous avons retrouvé dans l'eau du puits n° 19 (rue de l'Estacade), la plupart des éléments qui souillent d'ordinaire les eaux de la fabrication du gaz : carbonate d'ammoniaque, sulfocyanure d'ammonium, à l'exception du sulfydrate de sulfure d'ammonium absorbé par les composés ferrugineux qui se trouvent en plus ou moins grande quantité dans la terre, et du cyanure d'ammonium, qui est facilement décomposable.

Nous soupçonnons fortement les puits situés en dessous du cimetière du Clamart d'être alimentés par une nappe d'eau souillée par des infiltrations cadavériques. Il serait bon de faire exécuter autour de l'ancien cimetière des tranchées ou drainages, de manière à détourner des puits les eaux venant de ce foyer de fermentation putride.

Les puits situés à une petite distance du cimetière donnent une eau blanchâtre, à saveur douceâtre et à odeur légèrement nauséabonde, la proportion d'azote ammoniacal et organique y est assez élevée, le puits 14 (rue de Lorraine), titre $1^{mm}18$ d'azote et la présence de ce corps n'est pas due à des infiltrations de fosses d'aisances ; le traitement par l'éther de M. Baudrimont n'ayant rien donné, pas plus que le procédé de M. Balland, pour la recherche de l'urée. Il n'en est pas de même des puits 9 et 20 (rue Solferino et carrefour Napoléon), qui titrent une forte proportion d'urée.

L'eau fournie par les puits est donc plus ou moins contaminée, et il serait dangereux de s'en servir pour les usages alimentaires. En temps d'épidémie, elles doivent être rejetées de l'alimentation ; car il est admis aujourd'hui que la contagion se propage surtout par l'eau. Il serait donc urgent de faire dans la ville une large distribution d'eau potable pour remplacer la distribution parcimonieuse de l'eau de l'Oise, tout aussi suspecte. C'est le seul moyen d'obtenir des habitants de ne plus se servir de ces eaux de puits, dont les apparences trompeuses (limpidité et fraîcheur), les rendent plus appétissantes que l'eau trouble et chaude de l'Oise.

A l'aide de ces analyses, nous pouvons déterminer la route à suivre pour trouver de l'eau potable, propre à l'alimentation de la ville.

	DEGRÉ hydrotimétrique	SULFATE de chaux
Rue Solferino..........	81°	544
Place de l'Hôtel-de-Ville.	49	210
Rue Magenta...	44	176
Rue de Pierrefonds......	38	136
Carrefour Napoléon......	20	34

Nous ne parlons pas du degré de contamination qui est spécial à chacun des puits et dont les causes n'existent pas pour les sources.

III

L'OISE — L'AISNE

Dans ce chapitre, nous donnons l'analyse de l'eau de l'Aisne et de l'Oise, en amont de Compiègne (pont du chemin de fer), et en aval de la ville (eau distribuée par les fontaines).

La composition des eaux de rivières pouvant varier suivant le mois, la température, la hauteur des eaux, nous avons répété chaque mois ces analyses pendant une année (1885) ; l'on peut donc considérer la moyenne de ces douze analyses comme étant la composition exacte de l'eau de ces deux rivières.

Si la ville de Compiègne possédait une distribution d'eau provenant d'une source pure, l'analyse des eaux de l'Oise et de l'Aisne offrirait peu d'intérêt ; mais il n'en est pas ainsi, l'eau destinée aux habitants est puisée dans la *rivière d'Oise canalisée, en aval de la ville.* Il nous a paru

3

désirable que ceux qui sont responsables à quelque
titre que ce soit de la santé publique connaissent la
composition des eaux distribuées aux habitants.

OISE EN AMONT DE LA VILLE	Titre hydrotimétrique.	Sulfate de chaux.	Chlorure de sodium.	Oxygène.	Matières organiques.	Azote organique et ammoniacal.
Janvier.........	19°	25	19	6cc1	11m2	0m29
Février.........	20	29	29	6.3	7.4	0.42
Mars..........	18	25	40	5.8	6.2	0.37
Avril	18	27	22	6.2	4.2	0.25
Mai	17	25	23	6.5	7.5	0 34
Juin	19	34	20	6.	8.5	0.61
Juillet.........	20	32	27	5.4	10.8	0.28
Août..........	20	27	32	6.8	6.3	0.35
Septembre.....	20	30	21	6.4	9.5	0.29
Octobre	19	22	17	6.6	12.	0.34
Novembre	20	19	15	7.	11.5	0.30
Décembre	20	25	22	6.3	9.4	0.39
EN AVAL DE LA VILLE						
Janvier.........	20°	26	21	6cc	12m3	0m37
Février.........	21	29	20	6.4	9.3	0.56
Mars..........	17	25	41	5.5	6.	0.40
Avril	19	28	28	6.	4.3	0.28
Mai..........	18	26	29	6.6	10.	0.38
Juin	20	28	25	6.2	12.	0.44
Juillet.........	19	29	29	5.9	11.5	0.58
Août..........	20	28	26	6.5	5.2	0.36
Septembre.....	20	29	19	6.2	9.8	0.34
Octobre	19	24	20	6.3	16.	0.43
Novembre	20	26	17	6.5	13.	0.35
Décembre	20	24	28	6.1	14.	0.43

AISNE	Titre hydrotimétrique.	Sulfate de chaux.	Chlorure de sodium.	Oxygène.	Matières organiques.	Azote organique et ammoniacal.
Janvier.........	19°	24	18	5°°8	13ᵐ6	0ᵐ33
Février	19	27	17	6.2	7.4	0.48
Mars...........	17	23	17	5.4	6.6	0.39
Avril	18	25	29	6.	4.4	0.26
Mai...........	17	23	14	6.3	8.	0.61
Juin	19	27	23	5.8	9.	0.56
Juillet........	18	39	22	5.3	8.7	0.29
Août..........	19	26	35	6.2	7.5	0.47
Septembre	19	27	20	6.5	10.	0.30
Octobre	18	23	19	6.4	11.	0.36
Novembre.....	19	18	16	6.2	12.2	0.29
Décembre	19	24	28	6.1	10.	0.34

De ces analyses, il résulte que les eaux de l'Oise et de l'Aisne sont chargées de matières organiques provenant, pour l'Aisne et l'Oise en amont, des eaux industrielles et de plus des égouts de la ville pour l'Oise en aval, comme l'indique le tableau ci-dessous des moyennes générales.

	AISNE	OISE	
		amont	aval
Titre hydrotimétrique..	18°	19°	19°
Sulfate de chaux...............	25	26	27
Chlorure de sodium...	21	24	26
Oxygène	6°°	6°°3	6°°1
Matières organiques....	9	8.7	10.3
Azote organique et ammoniacal...	0.39	0.35	0.41

Troubles toute l'année, chaudes en été, froides en hiver, ces eaux sont aussi dangereuses les unes

que les autres en temps d'épidémie et il n'y aurait
aucun avantage à transporter la prise d'eau, soit dans
l'Aisne, soit dans l'Oise, en amont de la ville. Il est
donc à souhaiter que l'on étudie un projet de dérivation d'eau de source. Cette conclusion est analogue
à celle que l'on a prise à Paris, où les partisans du
projet de dérivation des sources de la Dhuis, en
Champagne, l'ont emporté sur ceux qui préféraient
l'eau de la Loire ou qui vantaient l'eau de la Seine, en
amont de Paris. De même à Compiègne, les uns
vantent les qualités potables de l'Oise, en amont de
la ville où elle n'a pas encore subi toutes les souillures qu'y déversent les égouts ; et les autres pré-
fèrent les eaux de l'Aisne, comme étant moins
chargées de sels terreux que les eaux de l'Oise. La
différence n'est pas assez sensible. Les sources, suivant nous, et l'analyse le prouve doivent l'emporter ;
car elles ont pour principales qualités d'être tempé-
rées dans toutes les saisons, de paraître fraîches en
été, et surtout d'arriver à la consommation pures de
toutes matières organiques.

Après l'épidémie de choléra en 1884, qui fit quelques victimes à Compiègne, la Commission, chargée
de rechercher la cause de propagation du fléau, l'attri-
bua à l'insalubrité des eaux de l'Oise. Le Conseil
d'hygiène invita la municipalité à recourir à la filtration par un des moyens artificiels, qui sont très
nombreux, dans le but de donner à l'eau de l'Oise
les avantages de limpidité, de pureté, de température
uniforme qui n'appartiennent qu'aux eaux de sources.
Mais la filtration, qui est pratique pour un petit
volume d'eau, devient défectueuse pour une grande
masse de liquide. La précaution de filtrer l'eau est

certainement une bonne chose ; l'eau en est améliorée, mais elle n'arrive jamais à être complètement purifiée, surtout quand c'est une eau comme celle de l'Oise, qui reçoit les bouches d'égoûts, les ruisseaux, les eaux ménagères ; où les blanchisseuses lavent le linge sale et où les baigneurs viennent se rafraîchir l'été.

Les filtres ont bien la propriété de retenir les matières en suspension dans l'eau, telles que le sable, la boue, les détritus des végétaux et des animaux. mais ils sont impropres à retenir les substances qu'elle tient en dissolution et même certains microorganismes. Par exemple, si l'on fait dissoudre du sel ou du sucre dans de l'eau, le passage à travers le filtre ne la rendra ni moins salée, ni moins sucrée. D'ailleurs la filtrerait-on, il resterait encore à la rafraîchir, et cela, personne n'en connaît le moyen.

Donc, le projet de prendre de l'eau soit dans l'Aisne, soit dans l'Oise, en amont de la ville, ne peut résoudre la question, pas plus que la filtration, qui serait une dépense inutile ; il est préférable de recourir de suite aux eaux de sources qui doivent être seules acceptées comme eaux potables.

IV

LES SOURCES

DES GRANDS MONTS ET DU MONT GANELON

Nous avons vu que l'analyse des puits de la ville nous amenait à rechercher dans la forêt de Compiègne les sources nécessaires à l'alimentation de la ville.

Cette idée n'est pas nouvelle, car nous avons retrouvé un ancien projet de M. Viel, ayant pour but de doter Compiègne de fontaines publiques, alimentées par les eaux de source. L'auteur affirme qu'il était facile et peu coûteux d'amener dans notre ville une masse d'eau de source suffisante pour établir non-seulement des fontaines jaillissantes sur nos places publiques, mais encore des jets d'eau, un lac et une rivière dans le parc de Compiègne. Pour arriver à ce résultat, on n'avait pas besoin d'employer des machines hydrauliques mues par la vapeur, d'une installation et d'un entretien quelquefois ruineux ; le moyen proposé est beaucoup plus simple.

« Tout le monde, dit M. Viel, sait que les
« sources qui existent à la surface de la terre sont
« formées par l'eau pluviale. Cette eau, après s'être
« infiltrée dans le sol perméable, finit toujours par
« atteindre une couche de terre qu'elle ne peut plus
« traverser et par laquelle elle se trouve maintenue
« en nappes souterraines ; cherchant alors une issue
« et s'écoulant dans la direction que la déclivité na-
« turelle du versant lui permet de suivre, elle va
« reparaître au bas de montagnes ou de côteaux,
« quelquefois à des distances considérables du point
« de départ et donne ainsi naissance à une ou plu-
« sieurs sources, selon les dépressions plus ou
« moins multipliées de l'obstacle qui l'a divisée
« dans son parcours.

« S'emparer d'un de ces réservoirs naturels de
« nos sources, au lieu de le laisser se perdre inutile-
« ment sur des terrains qu'il inonde et stérilise, tel
« est dans sa plus simple expression l'idée première
« de mon projet ; examinons maintenant comment
« j'entends la mettre en pratique.

« Au sud-est de Compiègne, depuis les Grands-
« Monts jusqu'auprès de Pierrefonds, les montagnes
« boisées qui entourent les Mares Saint-Jean pro-
« duisent ensemble une quantité d'eau considérable.
« Cette eau, qu'on n'a jamais songé à utiliser, s'éva-
« pore sous l'action atmosphérique ou va se perdre
« en pleurs irréguliers dans plusieurs cantons de la
« forêt de Compiègne, qu'elle submerge. Les terrains
« ainsi noyés ne donnent plus qu'un produit insigni-
« fiant et ils exhalent même souvent des miasmes
« infects et délétères occasionnés par la vaporisation

« des eaux stagnantes et la décomposition des her-
« bes aquatiques.

« Quoi de plus facile cependant que de transfor-
« mer ces terrains en belles et bonnes prairies, en
« détournant les eaux qui y sont en excès et en les
« dirigeant sur Compiègne.

« Les montagnes dont je viens de parler sont cou-
« ronnées d'une couche de terre perméable, à travers
« laquelle l'eau du ciel s'infiltre tant qu'elle ne ren-
« contre pas un sous-sol imperméable.

« Faire une rigole longitudinale autour de ces
« montagnes jusqu'à ce qu'on arrive à un mètre en-
« viron au-delà de la couche imperméable ; recueillir
« ainsi les pleurs et sources ; placer dans cette rigole
« qui sera ensuite recomblée, des conduites parfai-
« tement jointes, pour qu'aucun grain de sable n'y
« pénètre ; diriger ces eaux par fraction dans des
« tuyaux latéraux, soigneusement fabriqués et placés
« en inclinaison pour rendre facilement l'eau recueil-
« lie aux collecteurs ; diriger enfin tous les collec-
« teurs et l'artère principale, enfoncée à une profon-
« deur qu'on déterminera, pour amener ensuite cette
« eau à Compiègne ; tel est le moyen à employer.

« On obtiendrait ainsi, pour les besoins de Com-
« piègne, non pas des eaux fangeuses et corrom-
« pues, mais de véritables eaux de sources parfaite-
« ment pures, avec lesquelles on aurait à volonté des
« fontaines d'utilité publique dans notre ville, des
« colonnes jaillissantes et des lacs pour l'embellisse-
« ment du parc. »

Ce projet rappelle par sa simplicité ce que disait

M. Haussmann, en 1854, en parlant d'un projet de dérivation des eaux devant alimenter Paris :

« On a pris en dédain les travaux hydrauliques
« des peuples qui, ne connaissant pas la machine à
« vapeur, ont construit à grands frais des aqueducs
« fermés pour amener aux villes l'eau de sources
« lointaines. L'erreur et la barbarie ne sont-ils pas
« au contraire du côté de ceux des modernes qui
« regardent comme le dernier terme du progrès de
« faire monter chaque mètre cube d'eau par la com-
« bustion d'une certaine quantité de charbon, de
« soumettre l'alimentation d'une grande ville aux
« chances de dérangement de machines compliquées
« et de livrer aux consommateurs une eau mêlée
« de matières étrangères et qu'à cause de sa tempé-
« ture élevée on ne peut boire six mois sans dégoût.
« La meilleure application du savoir et de la perfec-
« tion véritable ne sont-ils pas au contraire, chez les
« Romains, auteurs de ces magnifiques aqueducs,
« fleuves suspendus d'eau pure et toujours fraîche,
« un bienfait éternel que ne peut interrompre une
« roue qui se brise ou un foyer qui s'éteint. »

De tout temps, on a recherché pour les usages domestiques, des eaux limpides, fraîches et exemptes des souillures qui altèrent les eaux des rivières dans le voisinage des villes. Or, on doit arriver à ce résultat pour Compiègne.

Ce travail n'ayant rien de commun avec un projet de distribution d'eau pouvant satisfaire aux besoins de l'hygiène publique et privée, nous nous bornerons à donner la composition moyenne des eaux qui s'écoulent des Grands-Monts. Il est nécessaire de connaître la valeur des eaux qui peuvent être utilisées avant de rechercher les moyens de se les procurer.

Titre hydrotimétrique........	22°
Sulfate de chaux....................	36
Chlorure de sodium.................	6
Oxygène..........................	$6^{cc}5$
Matières organiques.................	2.2
Azote organique et ammoniacal.......	0.08

Cette eau a un titre hydrotimétrique peu élevé, elle ne contient que quelques milligrammes de sulfate de chaux, c'est-à-dire qu'elle est propre au savonnage et à la cuisson des légumes ; de plus on n'y trouve que des traces de matières organiques, immense avantage au point de vue de l'hygiène, que ne présente pas les eaux de rivières.

Les sources du Mont-Ganelon pourraient fournir à peu de frais de l'eau d'excellente qualité. Nous donnons dans le tableau suivant l'analyse des trois principales sources.

	SOURCES		
	de l'Eglise	du Roi	de la Grande Rue
Titre hydrotimétrique.	24°	22°	19°
Sulfate de chaux...........	65	37	28
Chlorure de Sodium........	6	9	7
Oxygène.................	$6^{cc}5$	$6^{cc}2$	$6^{cc}7$
Matières organiques........	1.2	2	1.3
Azote organique et ammoniacal.................	0.09	0.12	0.10

Les eaux des Grands-Monts et du Mont-Ganelon marquent 11° au thermomètre centigrade et les oscillations autour de ce chiffre sont insignifiantes par les plus grandes chaleurs comme par les plus grands froids.

TABLEAU DES MOYENNES GÉNÉRALES DES EAUX

ANALYSÉES DANS CE TRAVAIL.

	EAUX					
	Servant à l'alimentation.		Qui pourraient être utilisées.			
	Puits.	Oise. — Aval.	Oise. — Amont	Aisne.	Sources des Grands Monts.	Sources du Mont Ganelon.
Titre hydrotimétrique....	38°	19°	19°	18°	22°	21°
Sulfate de chaux	173	27	26	25	36	43
Chlorure de sodium......	78	26	24	21	6	7
Oxygène	4cc5	6cc1	6cc3	6cc	6cc5	6cc5
Matières organiques......	7.6	10.3	8.7	9	2.2	1.5
Azote organique et ammoniacal...............	0.66	0.41	0.35	0.39	0.08	0.10

V

LES EAUX POTABLES

causes des maladies épidémiques.

Au point de vue des épidémies propagées par les eaux, on en est encore réduit aux hypothèses, et l'on ne peut faire que des rapprochements. En effet, on constate que, pendant les épidémies, les personnes qui boivent des eaux impures sont exposées à la contagion ; mais l'on ne peut pas dire d'après l'examen telle eau peut engendrer telle maladie. Ce que l'on peut affirmer, c'est qu'une eau contenant des matières organiques provenant d'égouts et de fosses d'aisances, peut occasionner la diarrhée, le choléra, la fièvre typhoïde, les fièvres éruptives, etc.

Il est reconnu que lorsqu'une épidémie gagne une ville quelconque, le plus souvent, elle commence par frapper la partie de la population la plus mal partagée sous le rapport de la qualité des eaux. Il est donc très important que l'administration publique procure à ses habitants de l'eau aussi saine que possible.

On sait que la fréquence et la gravité des cas pour le choléra, comme pour toutes nos maladies épidémiques, sont pour ainsi dire en raison directe des mauvaises conditions hygiéniques où se trouvent les localités infectées, surtout celles où les eaux, servant à l'alimentation, sont exposées aux infiltrations des égoûts, des fosses d'aisances, etc. Il existe dans un bas quartier de Londres un carré de petites maisons appelé Lambeth-Square, habité par environ 500 personnes de la classe ouvrière. Cette population subit en 1849 l'invasion du choléra et en 1852 les ravages de la fièvre typhoïde. Or, dans l'automne de cette même année 1852, le propriétaire de l'ilot l'approvisionna largement d'eau ; depuis, Lambeth-Square n'a pas eu un seul cas de fièvre typhoïde, et le choléra en 1855, quoi qu'il ait ravagé comme auparavant les rues environnantes, n'a pas frappé un seul habitant de ce carré.

A Compiègne, où l'on constate souvent des cas de diarrhée, de fièvre typhoïde, de fièvres éruptives, le choléra fit en 1884 une vingtaine de victimes. Un fait frappant, c'est que les premières victimes furent des habitants des rues avoisinant la rivière. La plupart des habitants de ces quartiers vont puiser leur eau à la rivière. Il est donc certain que si l'usage de l'eau de l'Oise n'occasionne pas de désordres graves en temps ordinaire, il est bon toutefois en temps d'épidémie de ne pas en boire, pour éviter toute cause de propagation.

Partant de ce principe, l'Académie de Médecine a

adopté en 1884 les propositions suivantes, présentées par la Commission dite du choléra :

1° Il est désirable qu'une enquête administrative, vu l'urgence, soit instituée de suite, de façon à faire connaître les causes démontrées ou présumées de l'apparition des épidémies cholériques antérieures dans les diverses villes et villages de France, leur marche et les conditions qui en ont favorisé le développement, notamment les causes d'insalubrité spéciales de ces villes ou villages, *la pureté des eaux d'alimentation*, les méthodes de vidange, etc.

2° Elle demande que pour l'épidémie actuelle, tous les documents relatifs à ces diverses questions soient soigneusement enregistrés et dressés, de manière à être comparables entre eux. Elle estime que l'étude du passé sanitaire de chaque commune peut seule permettre à l'administration de prendre les mesures nécessaires pour empêcher que les mêmes causes ne produisent les mêmes désastres, lors du retour de chaque épidémie nouvelle.

Les eaux qui servent à la consommation doivent être exemptes de toutes souillures. Il y a lieu de faire examiner par la Commission d'hygiène les eaux qui actuellement sont utilisées en boisson et de soumettre à son approbation les projets de dérivation et de distribution des eaux qui doivent servir dans l'avenir à l'alimentation des villes et villages.

3° Quels que soient les moyens employés pour désinfecter et transporter les matières fécales, celles-ci ne doivent jamais polluer les cours d'eaux ; elles ne pourront pas être répandues à l'air libre dans les villes ; dans les campagnes, elles ne pourront pas être jetées sur les fumiers placés dans le voisinage des habitations.

4° L'administration chargée de l'hygiène publique est invitée à centraliser tous les documents capables de l'éclairer sur l'état de chaque localité au point de vue de l'hygiène. Ces documents lui seront fournis par la statistique, par les médecins des épidémies, par les conseils d'hygiène. Elle seule peut contraindre les municipalités chargées par la loi de veiller à l'exécution des mesures d'hygiène dans leurs communes ; elle seule peut provoquer l'affectation à ces services de ressources suffisantes.

5° L'administration est priée d'étudier dans quelles conditions pourra être établi un bureau international d'hygiène, permettant de grouper tous les éléments relatifs aux épidémies, de signaler leur apparition dans les divers pays.

Nous n'avons certes pas, dans ce modeste travail, résolu le problème posé par l'Académie de Médecine, mais nous avons fourni un des éléments qu'elle demande, en ce qui concerne la ville de Compiègne.

En 1885, M. Marest, dans le rapport qu'il adressa au nom de la Commission du choléra à l'Académie de Médecine, a été très affirmatif au point de vue de la propagation du choléra par les eaux.

« Le principe du choléra, dit-il, est souvent trans- « porté par les eaux souillées des déjections d'un « malade, et c'est d'ordinaire en buvant ces eaux « qu'on prend la maladie.

« Les orages qu'on voit si souvent précéder ou « aggraver les épidémies de choléra agissent en

« souillant les eaux potables dans lesquelles sont
« entraînées les immondices répandues sur le sol.

« C'est parceque les eaux potables y sont ordinai-
« rement bien captées et préservées de souillures que
« les villes offrent moins de prises à l'extension du
« choléra : quelques villes, toutefois, alimentées
« d'eau de rivières, perdent leur privilège.

« Pour toute localité, les quartiers les plus dange-
« reux à habiter en temps de choléra sont ceux qui
« occupent les parties basses voisines des rivières
« et ceux où l'on consomme l'eau dont la pureté
« n'est pas certaine. »

D'après ces documents, il est donc probable que
la transmission des maladies épidémiques peut se
faire par les eaux alimentaires. Le Ministre du
Commerce, s'inspirant de ces rapports, a adressé, en
mars 1885, aux préfets, la circulaire suivante :

« Les travaux les plus récents ont démontré l'in-
« fluence considérable que les eaux destinées à la
« consommation exercent sur la santé publique.
« En chargeant le Comité consultatif d'hygiène pu-
« blique, institué près du Ministère du Commerce, de
« l'examen des questions de salubrité se rapportant
« au régime des eaux, le gouvernement a entendu
« que cette assemblée fut appelée à donner son avis,
« au point de vue de l'hygiène, sur les travaux pro-
« jetés par les municipalités pour approvisionner
« d'eau potable les villes et les communes. Les Con-
« seils d'hygiène publique et de salubrité, institués
« dans chaque arrondissement par l'arrêté du Chef
« du Pouvoir exécutif du 18 décembre 1848, peuvent

4

« déjà, aux termes de l'article 10 du dit arrêté, être
« appelés à donner leur avis sur les travaux de cette
« nature ; il conviendra qu'à l'avenir vous les con-
« sultiez toujours à ce sujet, afin que le Comité,
« lorsqu'il aura à se prononcer sur les projets de
« distribution d'eaux, trouve dans le dossier un
« rapport circonstancié du Conseil d'hygiène de l'ar-
« rondissement. »

Tous ces documents prouvent que les hygiénistes
sont d'accord pour reconnaître l'utilité qu'il y a à alimenter les villes en eaux potables de bonne qualité.
Or à Compiègne les puits donnent des eaux dures,
chargées de matières organiques, provenant d'égouts
et de fosses d'aisances, dangereuses en tout temps, et
les fontaines distribuent de l'eau puisée en *aval* de
la ville dans la rivière d'Oise *canalisée*, eau chaude
en été, froide en hiver, toujours trouble, et pouvant
devenir en temps d'épidémie une cause de propagation. Il serait donc de première nécessité de mettre à
l'étude un projet de dérivation d'eau de source.

C'est ce que j'ai tenté de prouver en publiant ce
travail. Ce sera là peut-être son seul mérite...

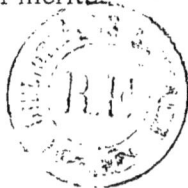

Compiègne. — Imp. A. Mennecier et Cie, 17, rue des Petites-Ecuries.

MICRO - ORGANISMES DES EAUX

Oise et Aisne

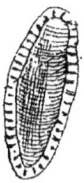
Fig. 1.

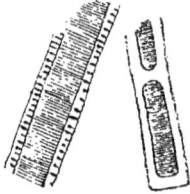
Fig. 2.

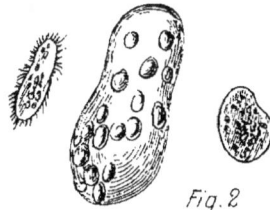
Fig. 3

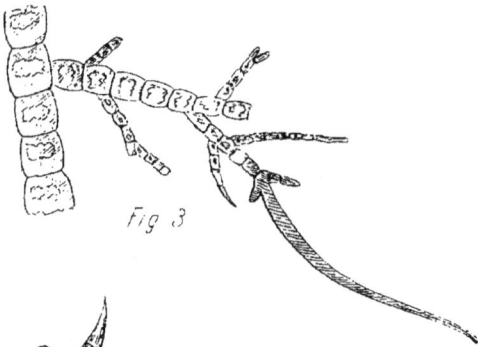
Fig. 4

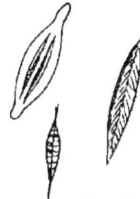
Fig. 5

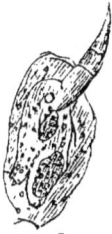
Fig. 6

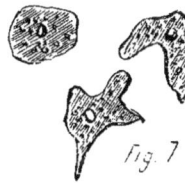
Fig. 7

Fig 1	Diatomées	
" 2	Infusoires	Bons
" 3	Boîbocaete seugera	
" 4	Navicelles	
" 5	Brachiosus Palea	
" 6	Micrococcus	Mauvais
" 7	Amœba diffluens	

MICRO - ORGANISMES DES EAUX

Puits de Compiègne

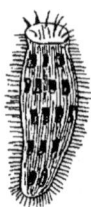

Fig. 1

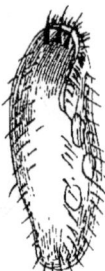

Fig. 2.

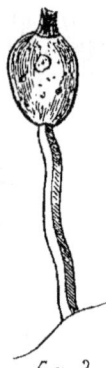

Fig. 3

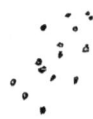

Fig. 4

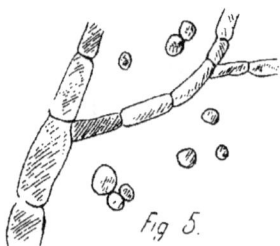

Fig. 5.

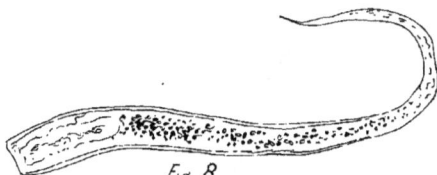

Fig 6.

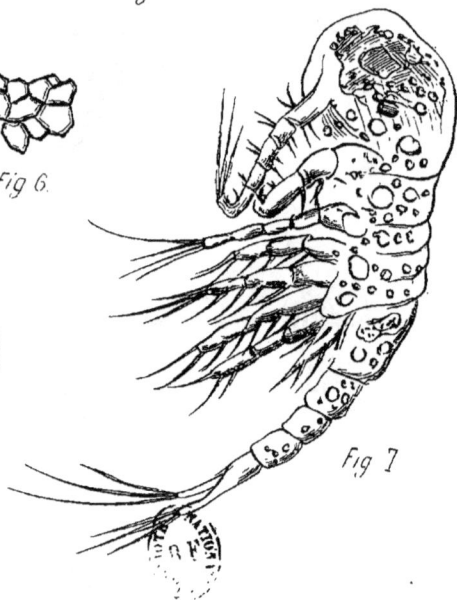

Fig. 8

Fig 7

Fig. 1 Coleps uncinatus.
... 2 Oxitricha gibba
... 3 Vorticella minostoma
... 4 Micrococcus.
... 5 Micelium et Spores.
... 6 Cristaux calcaires.
... 7 Cyclops vulgaris.
... 8 Anguillule.

} Mauvais

33

www.ingramcontent.com/pod-product-compliance
Lightning Source LLC
Chambersburg PA
CBHW032308210326
41520CB00047B/2340